REIKI 1.Grad
Manuskript der neuen Zeit
nach Dr. Usui

Simone Illi

INHALTSVERZEICHNIS

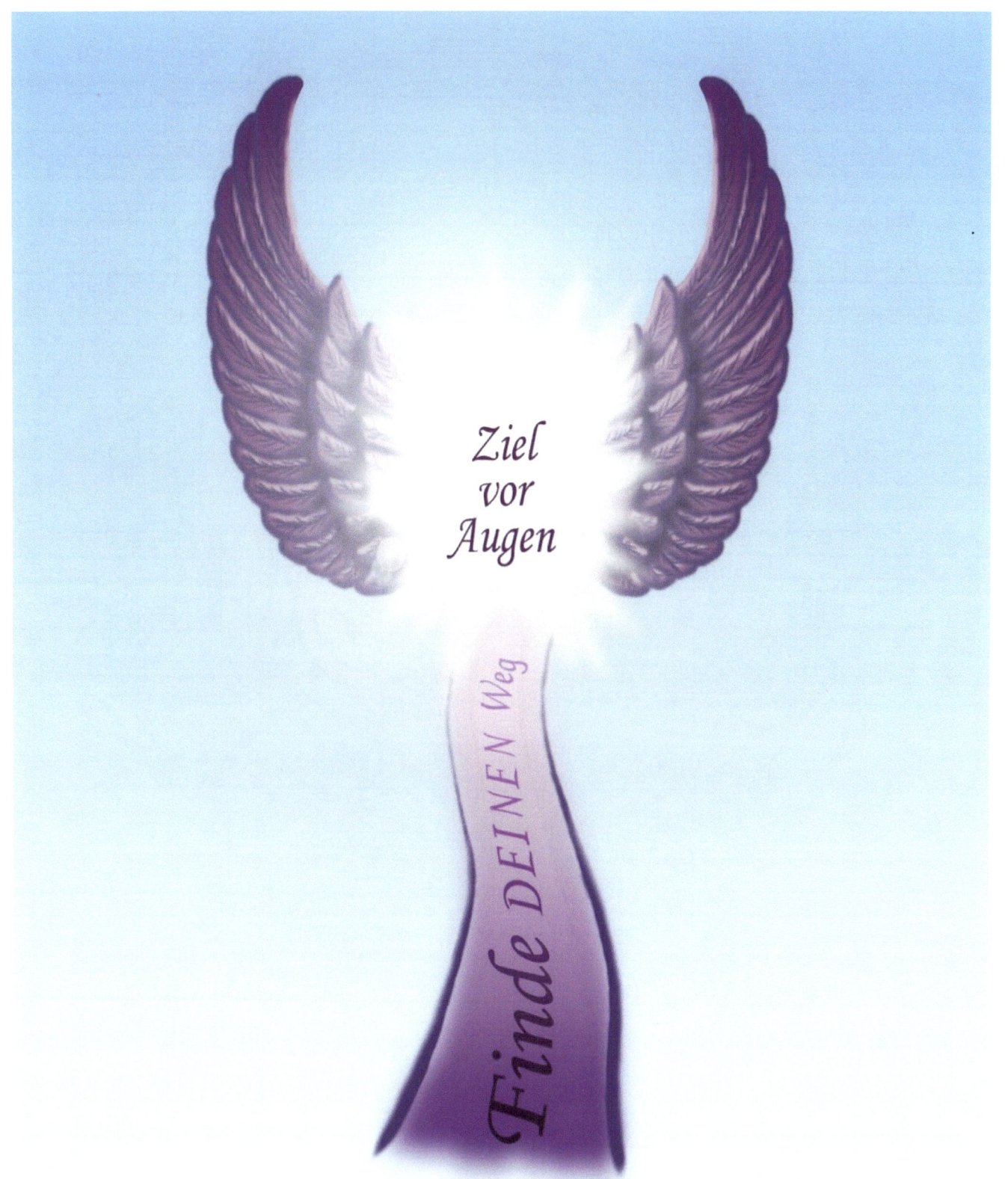

WIDMUNG

Dieses Manuskript widme ich alleine Dr. Usui…der nach wie vor bei den Einweihungen präsent ist und stets dafür Sorge trägt, dass die Einweihungen in reiner Absicht vollzogen werden.

VORWORT

Ich habe mich entschieden, meine REIKI Manuskripte der Öffentlichkeit zur Nutzung, für Seminare & Schulungen zur Verfügung zu stellen!

Das Wissen um REIKI darf nun an die Öffentlichkeit für die breite Masse der Gesellschaft!

Warum REIKI Manuskript der neuen Zeit?

Ich Simone Illi bin ein Medium und Botschafterin der neuen Zeit! Mein Weg mich zu finden begann über REIKI!

Nun sind die Energien auf der Welt bereits so stark erhöht, dass bei den meisten Menschen das alte REIKI nicht mehr zu greifen vermag.

Du kannst dir das so vorstellen, wie wenn etwas im ersten Stock verweilt und etwas im zweiten Stock und man versucht durch schaldichte Wände zu kommunizieren.

Es erreicht nicht mehr dieselbe Ebene. Es sei denn, man schwingt selbst noch in der "alten" Energie, dann ist REIKI in der üblichen Form, nach wie vor eine tolle Sache, die der Selbstfindung und der Heilung dient.

Ich selbst gebe nur noch selten REIKI Seminare, und nur noch auf Nachfrage! Nicht weil ich nicht mehr dahinterstehe, sondern weil es einfach nicht mehr meins ist und es inzwischen genug Schüler von mir gibt, die dieses Wissen und die REIKI Seminare in der neuen Energie weitergeben, so dass ich mich auf MEINE Berufung konzentrieren darf! ☺

Was mir noch am Herzen liegt: Viele Gerüchte kreisen um REIKI, doch die Menschen wissen selbst nicht, wen sie unterstützen, wenn sie die Lügen weiterverbreiten, REIKI sei eine negative Energie und irgendwelchen manipulativen Aussagen folgen und glauben!

Nur so viel, um das ganze abzukürzen… ja REIKI Symbole wurden eventuell falsch angewendet, verdreht und negative besetzt… doch dies hat nichts, mit "meiner" REIKI Lehre und der Lehre von Dr. Usui zu tun!

In diesem Buch wird ausschliesslich mit hoher, reiner Energie und Absicht gearbeitet!

Warum in Rot gehalten?

Rot steht für Lebensenergie und Erdung, zwei wesentliche Punkte!

Mein Manuskript habe ich zusammengestellt, zum Teil aus dem Buch von Andreas Dahlberg: «Der

Weg zum wahren Reiki Meister» und mit dem Wissen der neuen Zeit ergänzt!

Wie zum Beispiel, die neuen Chakrafarben und deren Bedeutung, die vor allem im ersten Grad zum Tragen kommen!

Der Sinn dieser Veröffentlichung ist simple wie lichtvoll… REIKI soll sich noch so lange in Liebe verbreiten, wie es die Menschen noch benötigen!

Ich habe mich im ersten Grad auf das Wesentliche konzentriert, um Platz zu lassen für eigene Impulse und Meditationen oder sonstige Seminargestaltung! Wir sind ja individuell und jeder soll SEIN Licht verbreiten!

Natürlich könnte REIKI auch nur mit diesem Manuskript geschult werden, empfehle ich für Anfänger in der Seminarleitung, so hat man einen roten Faden und «übersteht» auch sein allererstes Seminar mit einer positiven Erfahrung ! ☺

Für alle REIKI – Lehrer und diejenigen die REIKI schulen, soll ein Werkezeug entstehen, das der neuen Zeit angepasst ist!

Für einen kleinen finanziellen Aufwand, kann das Manuskript erworben und den eigenen Schüler bereitgestellt werden! ☺

Für Grossbestellungen wird ein Rabatt gewährt, zu dem, schon kleinen Ausgleich!

Infos diesbezüglich oder wesentliche Fragen zum Manuskript oder REIKI allgemein, können über mein Institut per E-Mail angefragt werden, unter: info@ziel-vor-augen.ch oder über die Homepage: www.bewusstseinsschule-der-neuen-zeit.ch oder www.urlaub-seminar-zypern.eu ☺.

So, nun wünsche ich viel Vergnügen mit der REIKI Lehre und diese weiterzugeben, den die REIKI Lehre ist was WUNDERvolles, wenn man sie zu verstehen & zu leben vermag!

Namaskar – Meine Seele grüsst die deine

WAS IST REIKI?

Reiki Ausbildung der neuen Energie / Einweihung in den 1. Reiki Grad nach Dr. Usui.

Die Reiki Ausbildung bedeutet den Weg zur eigenen Meisterschaft. Erwecke das Vollkommene EINE in Dir, gehe den Weg des wahren Meisters in Dir und erkenne das ewige Unendliche EINE „ICH BIN".

Der Weg zur wahren Meisterschaft bedeutet: ERKENNTNIS, HEILUNG und SEIN.

Alle Reiki Grade sind wichtig, um sich in allen Ebenen zu entwickeln und ins wahre LICHT überzugehen.

So erhältst Du deine erste Einweihung in den 1. Grad und wirst tief in deiner Entwicklung weiter geführt. Vertraue der Kraft des Reikis. Sie führt dich in die Heilung, in die KRAFT deines SEINS und lässt dich frei werden.

Im ersten Grad geht es vor allem um deine Individuation:

Erkenne alle Rollen, die du spielst. Erkenne ob du vollkommen frei bist. Erkenne wo du in zwischenmenschlichen Beziehungen auf bestimmte Art und Weise reagierst. Hier reichen oft schon die Erkenntnis und das tiefere Betrachten während du dir jeden Tag Reiki auf alle Positionen gibst, um eine Veränderung herbeizuführen.

Die klare Absicht genügt und führt zu Entscheidungen. Manchmal auch dazu, dass bestimmte Menschen aus dem Leben gehen oder dass man tiefe Vergebung spüren kann.

Wie wirkt REIKI?

Reiki wirkt auf körperlicher, geistiger und seelischer Ebene. Die Reiki-Kraft / Energie fließt dahin wo sie gebraucht wird. Reiki erhebt nicht den Anspruch die Schulmedizin zu ersetzen. Reiki ist als Ergänzung oder begleitenden Maßnahme zur konventionellen Medizin zu betrachten. Es gibt Krankenhäuser, Ärzte, Heilpraktiker, Physio- und andere Therapeuten die mittlerweile Reiki als unterstützende Heilmethode einsetzen. Mögen es noch viele mehr werden!
Reiki ist eine wundervolle Technik, um in den vollkommenen inneren Einklang zu gelangen.

Was bedeutet REIKI?

Reiki bedeutet Hingabe, Liebe und Gelassenheit, geschehen lassen und Öffnung. Wer regelmäßig Reiki praktiziert, erhält regelmäßig Lebensenergie. Sie macht uns aktiver, schöpferischer, kreativer, entspannter, freier, harmonischer und gelassener im Umgang mit uns selbst und anderen.

Reiki bedeutet Demut, im Geschehen lassen, Gott wirken lassen.

Nicht das Ziel voraussehend, nicht die Heilung erzwingend, sondern in der hohen Weisheit Gott/die Quelle/das Universum wirken zu lassen.

Es geht darum, sich im Fluss zu bewegen. Das ist oft die größte Schwierigkeit für viele Menschen, einfach Dinge geschehen zu lassen, ohne sie zu bewerten. Dies ist eine hohe Kunst die Reiki symbolisiert und lehrt.

Es geht darum mit sich selbst im Einklang zu sein und zu bewegen und so auch während einer Behandlung.

Doch sind alle Grade so aufgebaut, dass es am Ende auf das NICHTSTUN, NICHTS WOLLEN, GESCHEHEN LASSEN: DAS SEIN hinausläuft.

Darin liegt die größte Perfektion der Quelle, für tiefen Frieden und Heilung für alles was IST. Allein da genügt eine intensive Präsenz und Wunder geschehen.

Im ersten Grad geht es zuerst um die Erkenntnis von dem, was nicht zu einem gehört, was man nicht ist bzw. welche Rollen man spielt. Auch geht es darum zuerst den Körper zu spüren, zu lieben, zu heilen und zu ehren.

Reiki lässt uns selbst über unsere innere Essenz zur Erkenntnis gelangen. Hiermit werden alte Wunden im emotionalen Bereich geheilt, der Körper wird gestärkt und der Mentalbereich wird gereinigt. Alles ist ausgerichtet auf Gott mit dem Ziel auf der Ebene des EINEN zu verschmelzen. Hierbei ist tiefe Meditation möglich.

REIKI in der Rechtsprechung:

Jeder darf ohne Heilpraktiker Erlaubnis per Hand auflegen heilen. Es dürfen keine Diagnosen gestellt werden, keine Medikamente verordnet werden und die Klienten müssen informiert werden, dass diese Form der Heilbehandlung den Besuch eines Arztes oder Heilpraktikers nicht ersetzt.

REIKI und die Wissenschaft:

Durch die Kirlianfotografie (siehe auch Wikipedia: Kirlianfotografie) wurde es möglich die Aura sichtbar zu machen. Bei einer Reiki Behandlung konnte so die erhöhte Aussendung der Energie an den Händen des Reiki Gebenden dokumentiert werden. Wir Menschen machen es uns nicht leichter dadurch, dass wir an vieles nur glauben, was wissenschaftlich analysiert, erforscht und messbar ist. Für uns ist Reiki eine Wissenschaft für sich, die erfahrbar und spürbar ist. Energie ist einfach.

Was ist REIKI nicht?

Reiki ersetzt weder eine medikamentöse, noch eine psychotherapeutische Behandlung, sie unterstützt jedoch vieles begleitend. Reiki ist an keine Religion, keinen Glauben, keine schwarze Magie, keine Weltanschauung oder ein Dogma gebunden.

REIKI 1. GRAD

Die Einweihung in den ersten Grad führt vor allem zu einer körperlichen Reinigungsaktion. Diese kann sich unteranderem in vermehrter Transpiration oder in dunkel gefärbten Fäkalien manifestieren. Dies ist ein eindeutiges Zeichen dafür, dass der Körper Gifte ausscheidet.

Dieser Prozess wird unterstützt, in dem man sich täglich – am besten mit einer Ganzbehandlung-Reiki gibt. Zudem beginnt man, sich selbst und seinen Körper besser kennen zu lernen. Man wird sensibler für feinstoffliche Energien und die Prozesse innerhalb des eigenen Energiefeldes.

Weiterhin steht der erste Grad für die ersten Schritte eines wahren Kennenlernens von sich selbst. Neben der Erforschung des eigenen Körpers, geht es auch darum, sich selbst und das eigene Verhalten in der Gesellschaft besser zu verstehen.

Dabei müssen unter anderen folgenden Fragen beantwortet werden:

Wie sehe ich mich selbst?
Wie sehen mich andere?
Welche Rolle spiele ich im Leben?
Wer erwartet, dass ich bestimmte Rollen einnehme?
Welche Rollen sind dies?
Was erwarte ich von anderen?
Verhalte ich mich oftmals gegen meinen inneren Wunsch, um den Anforderungen meiner Umwelt gerecht zu werden?
Inwieweit bin ich von anderen Menschen abhängig?
Inwieweit benötige ich die Anerkennung anderer Menschen?
Wann fühle ich mich anerkannt?
Habe ich gesunde und zufriedenstellende Beziehungen zu anderen Menschen?
Habe ich eigene Ziele?
Verfolge ich diese Ziele?
Kann ich mich kreativ und schöpferisch ausdrücken?
Habe ich auch den Freiraum in meinem Leben, ab und an, zu spielen wie ein Kind?

Diese Fragen deuten schon an, worauf sich der erste Grad bezieht:

Auf das Erkennen der eigenen Persona, der Umweltbeziehungen und der eigenen Verhaltensmuster. Gleichzeitig werden erste Schritte unternommen den Ausdruck der eigenen Individualität zu fördern.

Die entsprechende Methodik wird in einem späteren Kapitel dargestellt. Somit beschreitet man mit dem ersten Reiki Grad bewusst die erste Stufe des Individualweges.

Als zeitlichen Maßstab für die Arbeit mit dem ersten Grad, sollte man die subjektive Empfindung und Wahrnehmung heranziehen. Manch einer fühlt sich schon nach einigen Monaten bereit den zweiten Grad anzugehen, ein anderer lässt sich hierfür mehr Zeit. Wichtig ist meines Erachtens, dass der Betreffende auch wirklich den inneren Wunsch verspürt, den nächsten Grad anzugehen.

Der erste Grad ist also gekennzeichnet, durch erste bewusste und gezielte Selbstreflexion, wobei die eigene Persona erkannt werden muss und in jeden Situationen, in denen sie die Individualität des Einzelnen unterdrückt, abgelegt werden muss.

Daneben macht man täglich Reiki, indem man sich einfach die Hände auflegt. Am besten ist dieses innerhalb einer kleinen Zeremonie zu vollziehen. Durch die Zeremonie stellt sich bald ein Gewöhnungseffekt ein und man gelangt tiefer in den Entspannungszustand, lässt die Alltagssorgen schneller los und kann sich somit Reiki mehr geben.

Man sollte sich auch nicht am Beginn seines Reiki-Weges ärgern, wenn man nicht immer etwas in den Händen „spürt". Es ist ganz normal, dass vor allem am Anfang die eigene Sensibilität für die feinstofflichen Energien noch nicht so groß ist, dass man sie auch immer in den eigenen Händen fühlt. Das Spüren von Reiki-Energie in den Händen ist zudem auch von der jeweiligen Geisteshaltung abhängig.

War man den ganzen Tag über gestresst und unter Hochspannung und kann abends bei Reiki nur schwer entspannen, so ist es völlig normal, dass man nicht so viel spürt.

Doch ist eines gewiss:

Reiki fließt – ob wir es spüren oder nicht.

Bleibst du Reiki treu, so wird man irgendwann die Kraft in seinen Händen regelmäßig spüren.

Und zwar immer dann, wenn man an Reiki denkt, darüber spricht oder wenn man jemanden trifft, der wichtig im eigenen Leben ist.

REIKI LEGENDE/GESCHICHTE & ENTWICKLUNG

(nach Frau Takata / Furumoto)

Die Geschichte des heute allgemein als Reiki bezeichneten Usui-Systems der natürlichen Heilung begann vor etwa 100 Jahren in Japan. Da heute nicht mehr alle Details eindeutig nachzuweisen sind, fällt ein Teil der Geschichte in den Bereich der Legende, während viele Anekdoten und Hinweise sich inzwischen durch internationale Zusammenarbeit und Forschung eindeutig bestätigt haben.

Dr. Mikao Usui, 1865 im Süden Japans geboren, wirkte als Lehrer an einer christlichen Missionsschule in Japan. Während einer Unterrichtsstunde, in der seine Schüler wissen wollten ob er die Aussagen der Bibel für wahr hielt, nahm alles seinen Anfang. Nachdem Usui diese Frage bejaht hatte, fragten seine Schüler ihn nach den Heilungen, die Jesus vollbracht hatte. Angeblich hatte dieser gesagt, dass alle, die ihm nachfolgen würden, diese Gabe erhalten und genauso würden heilen können wie Jesus selbst. Usui konnte darauf keine klärende Antwort geben.

Die Sache ließ ihm keine Ruhe. So wurde er vom Lehrenden selbst wieder zum Schüler, da er eine Antwort finden wollte. Er legte seine Arbeit nieder, ging in die USA und forschte in christlichen Quellen nach, indem er in Chicago mehrere Jahre lang Theologie studierte.

Von dort führte ihn sein Weg zurück nach Japan, weil er herausgefunden hatte, dass das Heilen durch Handauflegen in vielen Religionen erwähnt wird, so auch in der älteren Religion des Buddhismus. Usui folgte den Spuren Gauthama Buddhas und buddhistischer Weiser in indischen Sutras und anderen heiligen Schriften. Zu diesem Zweck hatte er sich in ein buddhistisches Kloster zurückgezogen, um die Bibliothek frei nutzen zu können. Usui war befreundet mit dem Abt und als er auch dort an die Grenzen seiner Möglichkeiten stieß, kamen beide zu dem Entschluss, dass eventuell der direkte Erfahrungsweg über Meditation und Fasten zu einer Klärung beitragen könnte.

Usui zog sich daraufhin fastend für 21 Tage auf einen heiligen Berg zurück und bat um Hilfe, um in Abgeschiedenheit und Meditation vielleicht eine Antwort auf seine brennende Frage zu erfahren.

Die Zeit verstrich, aber er war der Erkenntnis nicht näher gekommen. Am letzten Tag schließlich geschah das, worauf er gehofft hatte.

Wie die Legende beschreibt, begegnete er in tiefer Meditation Gott/der Quelle und wurde gefragt, ob ihm die Antwort auf seine Frage so viel Wert sei, dass er die Antwort eventuell energetisch nicht überleben würde, als er dies bejahte, traf ihn das Licht, er sah Symbole und Zeichen, deren Bedeutung und Verwendung ihm eingegeben wurde.

Er hatte sie in alten Schriften zwar gesehen, aber nichts mit ihnen anfangen können. Durch ein mystisches Ereignis wurde er selbst eingeweiht und das Verständnis wurde ihm übermittelt von da an konnte er als Kanal Reiki an andere Menschen weitergeben, ohne seine eigene Energie mit einfließen zu lassen. Er spürte diese Kraft in sich und wusste, dass er von nun an heilen konnte.

Usui beschloss den Ärmsten der Armen zu helfen, um die sich niemand kümmerte. Er ging nach Kyoto und verteilte kostenlos Reiki an Arme und Bedürftige im Bettlerviertel.

Er half vielen Menschen gesund zu werden, Arbeit und Unterkunft zu finden und aus dem Elend herauszukommen. Die meisten jedoch fielen nach kurzer Zeit zurück in denselben Zustand wie vor seiner Hilfe. (Eigenverantwortung war da noch nicht entdeckt)

Sie ließen sich lediglich bereitwillig aufladen mit hilfreicher Energie, waren aber nicht bereit, aus eigenem Antrieb im Alltag verantwortungsvoll und selbstbewusst aktiv zu sein. Usui hatte nicht vor, sein Leben lang andere Menschen mit Energie aufzuladen, um anschließend enttäuscht festzustellen, dass die Menschen das gratis Gegebene annahmen und sich freuten über positive Veränderungen, dass ihnen aber darüber hinausgehender körperlicher oder geistiger Einsatz zu viel verlangt war.

Er kehrte also Kyoto den Rücken und eröffnete eine Klinik, in der er denen half, die zumindest teilweise bereit waren Verantwortung für ihr Leben zu übernehmen, indem sie durch Zahlung eines Geldbetrages oder durch das Erbringen einer Gegenleistung den Wert der Hilfe zu schätzen begannen und achtsam damit umgingen.

Usui hatte begriffen, dass das, was die Menschen nicht freiwillig und gegen einen Ausgleich erhielten nicht mit derselben Achtsamkeit geschätzt wurde.

Er hatte begriffen, dass für eine dauerhafte körperliche Heilung die geistige Einsicht und Heilung Voraussetzung ist. Ansonsten kehren die körperlichen Krankheitssymptome zurück in derselben oder noch aussagekräftigerer Form.

Daraufhin entwickelte Usui die fünf Lebensregeln, die für eine körperliche und geistige Heilung untrennbar zusammengehören. (Anmerkung der Autorin bezüglich Regeln am Ende des Textes.)

Usui wollte sein Wissen weitergeben, jedoch an Menschen, die er auch für fähig hielt, mit dieser Gabe umzugehen und sie sinnvoll einzusetzen.

Daher weihte er auch nur ausgewählte Personen, die er genau prüfte und während ihrer Ausbildungszeit beobachtete, in die höheren Reiki-Grade ein. Er wollte verhindern, dass aus Reiki ein Wegwerfartikel würde.
Reiki ist ja nicht der einzige Weg, um mit der universellen Lebensenergie wieder in harmonischen und freien Kontakt zu gelangen, da es auf allen Kontinenten und zu allen Zeiten Zugang zu ihr gab.

Dr. Chijuro Hayashi, ein pensionierter Marinearzt, war der bedeutendste Schüler Usuis und führte nach dessen Tod als Reiki-Großmeister sein Lebenswerk fort. Er begründete in Tokyo eine Reiki-

Klinik, in der ausschließlich mit Reiki gearbeitet wurde und die seinerzeit in Japan sehr bekannt war. Er systematisierte die Hinterlassenschaft von Usui. Auf ihn geht die Form des traditionellen Reiki-Unterrichts zurück.

1935 behandelte er eine junge Frau aus Hawaii namens Hawayo Takata wegen eines Krebsleidens.

Nach einigen Monaten der Behandlung, in der eine deutliche Besserung eingetreten war, bat sie Dr. Hayashi in die Einweihung in Reiki, um sich selbst behandeln zu können nach ihrer Rückkehr nach Hawaii. Zur damaligen Zeit war es aber aus gesellschaftlichen Gründen in Japan unvorstellbar eine Frau, und dann auch noch eine Ausländerin, als Schülerin aufzunehmen und einzuweihen.

Sie blieb jedoch hartnäckig und bewies ihr Engagement und ihre Eignung, so dass sie nach anfänglicher Skepsis in den ersten Grad eingeweiht wurde und nach intensiver Praxis in der Klinik in den zweiten Grad.

Zurückgekehrt nach Hawaii eröffnete Frau Hawayo Takata eine Reiki-Praxis in ihrem Haus. Dr. Hayashi, der sie dort besuchte, bildete sie nun zur Reiki-Meisterin aus. Sie unterrichtete zunächst in Hawaii und später in den USA.

Mit dem Beginn des zweiten Weltkrieges wurde Dr. Hayashi klar, dass wenn Japan in den Krieg eintreten würde, dies gewaltige Veränderungen in der japanischen Kultur zur Folge hätte und das Erbe, das Wissen, die Bemühungen von ihm und Dr. Usui in den Kriegswirren verlorengehen könnten. Kurz vor seinem Tod ernannte er 1941 Frau Takata zu seiner Nachfolgerin. Sie setzte nach dem zweiten Weltkrieg die Arbeit fort.

Fast vierzig Jahre lang blieb sie die einzige im Westen wirkende Reiki-Meisterin. Erst gegen Ende ihres Lebens bildete sie andere Menschen zu Reiki-Meistern aus, u.a. ihre Enkelin Frau Furumoto.

1980 gab es im Westen 22 Reiki-Meister. Sie trafen sich nach dem Tod von Frau Takata und wählten Frau Phyllis Lei Furumoto zur Großmeisterin. Die Reiki Alliance wurde gebildet.

1988 gab Frau Furumoto die Ausbildung von Reiki-Meistern frei, wegen der explosionsartig gestiegenen Nachfrage, die bis dahin allein in der Hand des Reiki-Großmeisters lag.

Ihre Bitte war es, die Tradition des Usui-Systems zu wahren und bestimmte Empfehlungen bei der Ausbildung zu beachten. Dies wurde nicht von allen Reiki-Meistern befolgt und damit begann die Zersplitterung des Usui-Systems in viele Linien.

Dies erklärt auch, wieso es danach keinen Grossmeister/In mehr geben konnte, was aber dennoch von einigen Lehrern noch so, bis heute, angepriesen wird.

(Anmerkung der Autorin: Die Lebensregeln wurden von Dr. Usui noch in der alten Energie verfasst, heisst er kannte sich entweder mit Affirmationen noch nicht aus, oder die japanische Schriftform hat seine Übersetzung nicht anders zugelassen, seine Lebensregeln werden in der kontraproduktiven Form übersetzt. Auch wurden die REIKI Regeln oft abgewandelt, so dass der ursprüngliche Sinn dahinter verloren ging.

Auf seinem Grabstein stehen die Regeln, die Übersetzung 1:1 und eine schöne Deutung / Interpretation von Mark Hosak folgt. Die Autorin hat die Originalübersetzung in die neue Zeit / Energie, ebenfalls dem Manuskript beigelegt, ob diese verwendet werden möchte, ist jedem selbst überlassen und sollte sich für den Lehrer stimmig anfühlen!)

DIE CHAKREN DER NEUEN ZEIT

Seit der harmonischen Konvergenz im Jahre 1987 ist unsere Erde einer besonderen Wandlung unterzogen und erhielt ein neues „Kleid" in Form einer neuen Energiestruktur:

Wir bewegen uns in einer neue Zeit, hin zum goldenen Zeitalter. So wurde damals die Energie auf der Erde und ihren Bewohnern gemessen und entschieden, dass wir reif genug sind, uns auf eine neue intergalaktische Stufe zu schwingen, hin zur 5. Dimension.

Es wurde bei allen Menschen die erste Lichtkörperstufe gezündet. Seit dem stehen für uns besondere Hilfen bereit, wird uns Unterstützung und geistige Führung zuteil, um unsere Entwicklung weiter zu stärken und zu fördern.

Es konnte die Membran aus unseren Chakren entfernt werden, die bisher für das trichterförmige Aussehen gesorgt hatte, eine Öffnung hinten und eine nach vorn.

Seit dem sind unsere Chakren in der Lage in Kugelform frei zu schwingen und sich so zu einem Chakra zu vereinigen, dessen Zentrum der Herzbereich ist.

Das bringt uns näher zu unserem Gottesbewusstsein. Es lässt uns tiefer fühlen und wir können ein höheres Bewusstsein einnehmen, welches Egostrukturen erlaubt zurückzutreten.

Es macht uns zu Wesen, die plötzlich über den bisher erlebten Tellerrand hinauszublicken können, um scheinbar neue Welten zu erkunden.

Spirituelle Fähigkeiten wie Hellsichtigkeit, Hellfühligkeit, Hellhörigkeit, Telepathie, Telekinese, Teleportation uvm. werden sich verstärkt zeigen und kommen zum Einsatz.

Wir erleben uns im Wandel der Zeit, nach und nach als göttliche Wesen denen immer mehr der Schleier des Vergessens entzogen wird.

Begrenzungen wie Krankheit, Tod, Armut, Einsamkeit und andere Mangelerscheinungen werden als duale Illusion erkannt.

Durch die veränderten Energien die auf uns einströmen, werden wir verstärkt angehalten, an uns zu arbeiten, nach innen zu blicken und uns zu reinigen.

So wird unsere Seele nach und nach heilen, sich mit Licht füllen und die Merkaba (Lichtkörper) wird sich aktivieren.
Durch die neue magnetische Einstrahlung, die das neue Zeitalter mit sich bringt, verändert sich unsere DNA.

Hier werden alle behindernden Strukturen gelöscht und letztendlich werden alle 12 Stränge entschlüsselt frei schwingen können. So werden wir zu völlig neuen Menschen erwachen, denen neue Wege, neue Türen offenstehen.

Uns wird immer bewusster, wer wir wirklich sind. Hohe Lichtwesen in einem menschlichen Körper.

Wenn die Chakren sich in der Vereinigung befinden, also zu einem vereinten Chakra werden, ändern sich augenblicklich auch die Chakren-Farben, wie hier beschrieben.

Wir erwachen aus einem langgehegten Schlaf.
Das wird allgemein als Aufstieg bezeichnet

DIE CHAKRA FARBEN & IHRE BEDEUTUNG

1. Wurzel-Chakra: BLAU

Wenn sich das erste Chakra mit der Neuen Energie auffüllt, können sich alle Energieaspekte wieder vereinigen. Dadurch können sich dann, alles Wissen und deine Weisheit auf Erden manifestieren. Das Wurzel-Chakra ist mit den Zellen und dem physischen Körper verbunden.

Der Mensch fühlt eine starke Verbundenheit zur Natur, ist gut geerdet und stark verwurzelt. Ruhe, Frieden und Ausgeglichenheit, das Durchschauen des Schleiers der Illusion hier auf Erden sind Ausdruck eines ausgeglichenen ersten Chakras.

2. Sakral-Chakra: (Sexual-Chakra) GELB

Dieses Chakra ist der Träger der Freude-Energie und besteht aus zwei Aspekten, wenn es ausgeglichen ist.
Bei Männern und Frauen gleichermaßen zeigt sich der linke Aspekt als weibliche Energie und der rechte als männliche Energie.
Weiblich steht für die Hingabe und männlich für die Energie der Abgrenzung.
Eine große Lebensfreude durchströmt das eigene Sein. Man kann sich gut abgrenzen und ist im Einklang mit seiner Lebenssituation.

3. Solarplexus-Chakra: ROT

Dieses Chakra ist der Träger der Gefühle. Da Gefühle in unserem Leben, der Dualität eine große Rolle spielen, verbraucht dieses Chakra sehr viel Energie.

Ist das Chakra ausgeglichen, fühlt sich der Mensch geborgen und mit sich selbst im Reinen. Man verhält sich authentisch und klar.

4. Herz-Chakra: ROSAROT

Das Herz-Chakra hat viele Funktionen und trägt verschiedenste Energie unter anderem für die menschlichen Emotionen. Hier trifft der Geist auf den Körper und das Ego auf den heiligen Geist. In der Vereinigung der Chakren nimmt das Herz-Chakra alle Funktionen der anderen Chakren mit auf.

Man fühlt tiefen inneren Frieden zu sich selbst und zu allen äußeren Umständen. Liebe wird angstfrei gezeigt und gelebt.

5. Kehlkopf-Chakra: VIOLETT

Das fünfte Chakra steht für Kommunikation und Kreativität. Worte werden in Liebe gesprochen und wirken so stets heilsam.

Ein mit neuzeitlicher Energie gefülltes Kehlkopf-Chakra zeigt einen ausdrucksstarken Menschen, der klar, offen und ehrlich mit sich und seiner Umwelt umgeht. Der innere Dialog entspricht dem äußeren kommunikativen Ausdruck. So kann große Transformation stattfinden.

Man ist ruhig, authentisch, freundlich und hat keine Angst vor Zurückweisung.

Poeten haben ein sehr ausgeprägtes Kehlkopf-Chakra!

6. Das dritte Auge: TÜRKIS

Das dritte Auge ist der Blick in die Wirklichkeit, der geistigen Welten. Der Verstand ist dabei nahezu ausgeschaltet, da der Empfang bildhafter Botschaften direkt von der geistigen Welt gesteuert wird.

Ist das dritte Auge weit ausgedehnt, kann man sich in einer Seelenreise also zwischen den Dimensionen bewegen und die Wirklichkeit für sich selbst entdecken. Hierbei geht es darum, die eigene Realität zu erschaffen und zu materialisieren, um das wahre Sehen stattfinden zu lassen.

7. Kronen-Chakra: WEISS

Das Kronen-Chakra steht in direkter Verbindung zur Blaupause und den kosmischen Eltern. Da es sich nicht mehr im menschlichen Körper befindet,

ist es eine Projektion der Wirklichkeiten und ist Träger zwischen dem Universum und Mutter Erde. Es steht für die Schöpfung und die Absicht.

Das Kronen-Chakra hat Einfluss auf all unsere Energien und somit auf unsere Ideale und Erkenntnisse.

Hier lebt die ewig während Kraft des Vertrauens. Hier verweilt die universelle Liebe.

Menschen mit einem geöffneten Kronen-Chakra befinden sich in einem perfekten Zustand des Friedens und der Ausgeglichenheit.

Für sie ist klar, dass alles miteinander verbunden ist und alles hat eine Auswirkung aufeinander.

GANZKÖRPERBEHANDLUNG

VOLLZIEHE DIE REIKI - GANZKÖRPERBEHANDLUNG - TÄGLICH NACH DER EINWEIHUNG!

MINDESTENS 21 TAGE, BEVOR DU MIT DEM CHAKREN - AUSGLEICH BEGINNST!

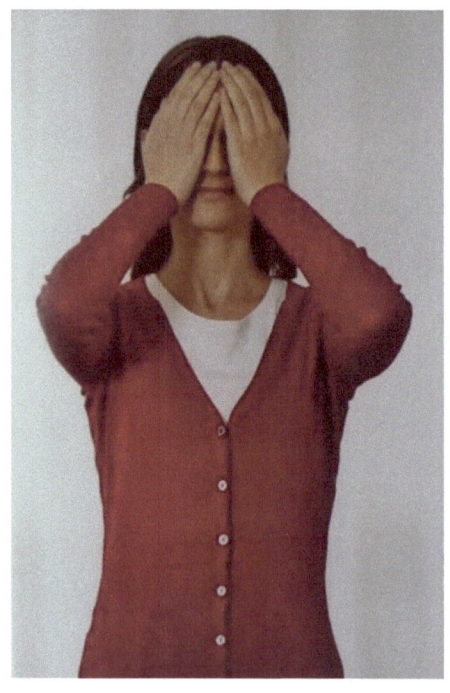

Grundposition 1. Lege deine beiden Hände auf dein Gesicht – auf Stirn, Augen und Wangen.

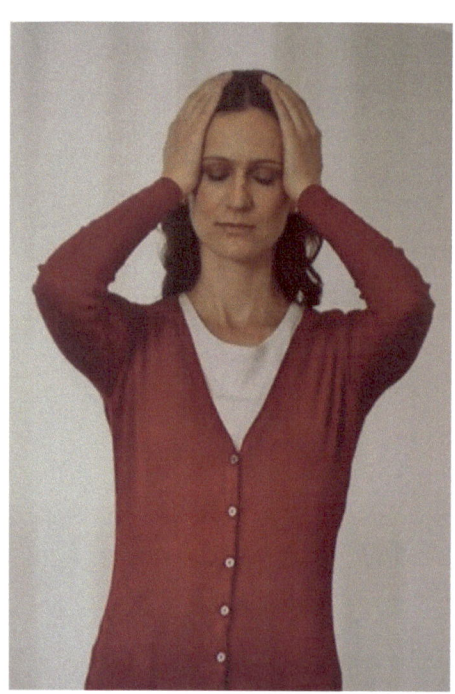

Grundposition 2. Lege deine Hände auf die Schläfen.

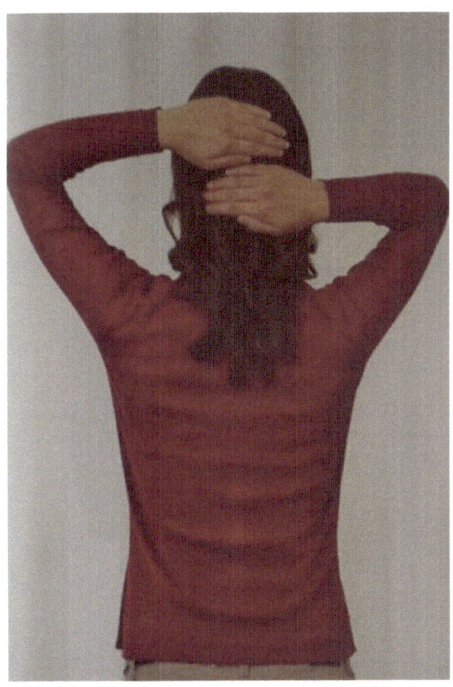

Grundposition 3. Lege deine Hände
auf deinen Hinterkopf.

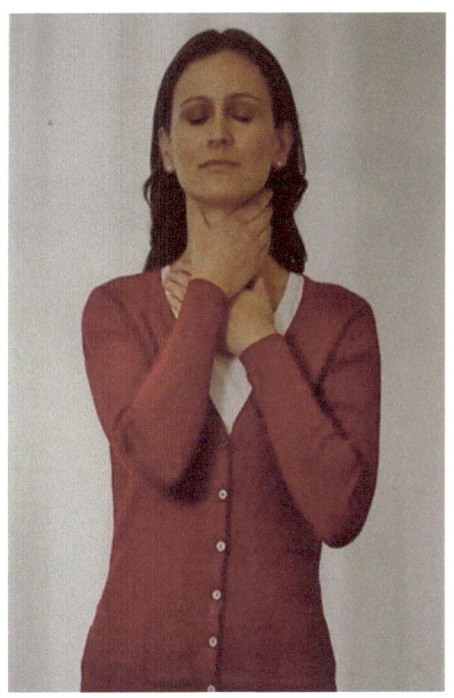

Grundposition 4. Lege eine Hand
auf den Hals, die andere etwas
darunter.

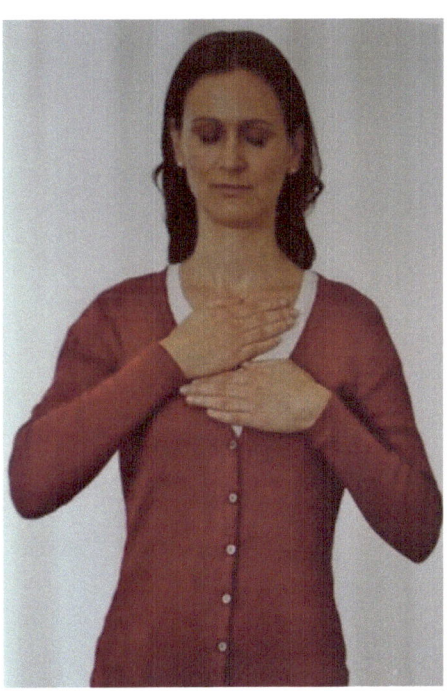

Grundposition 5. Lege deine Hand auf
den oberen Brustkorb, die andere
auf das Brustbein.

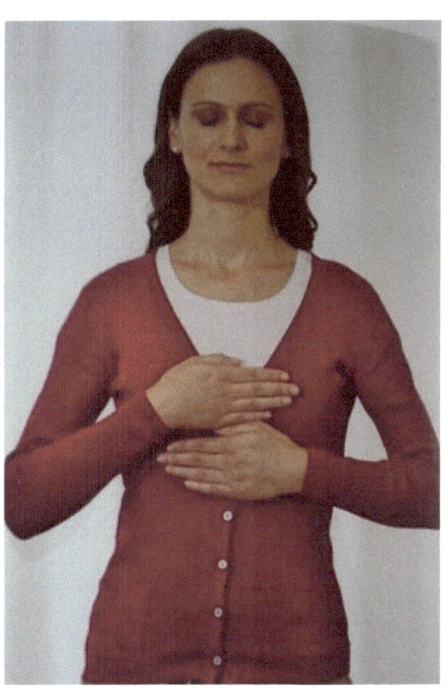

Grundposition 6. Lege eine Hand auf
dein Sonnengeflecht, den Solarplexus,
die andere Hand darunter.

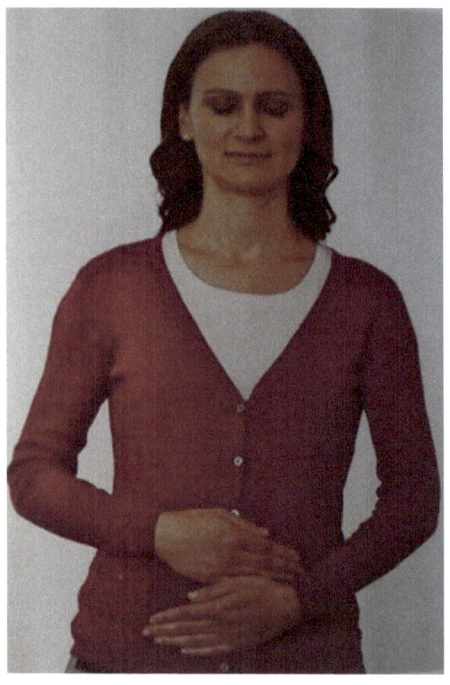

Grundposition 7. Lege deine Hand auf deinen Bauchnabel, die andere darunter.

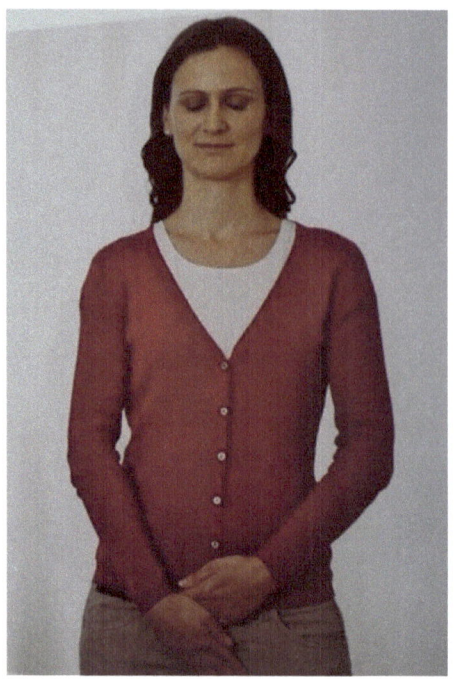

Grundposition 8. Lege deine Hand auf dein Schambein, die andere darunter.

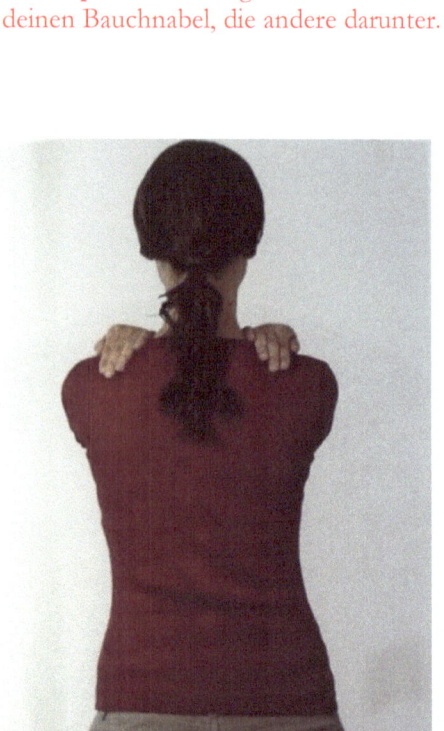

Grundposition 9. Lege beide Hände auf deine Schultern / Schulterblätter.

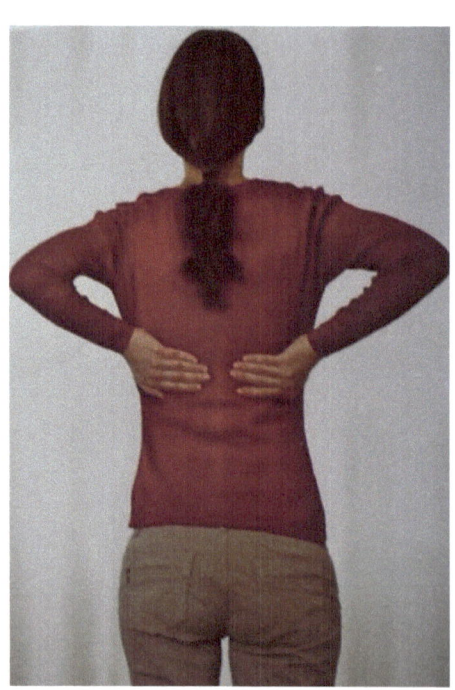

Grundposition 10. Lege deine Hände auf Höhe der Thymusdrüse auf deinen Rücken, sodass du deine Rippen spürst.

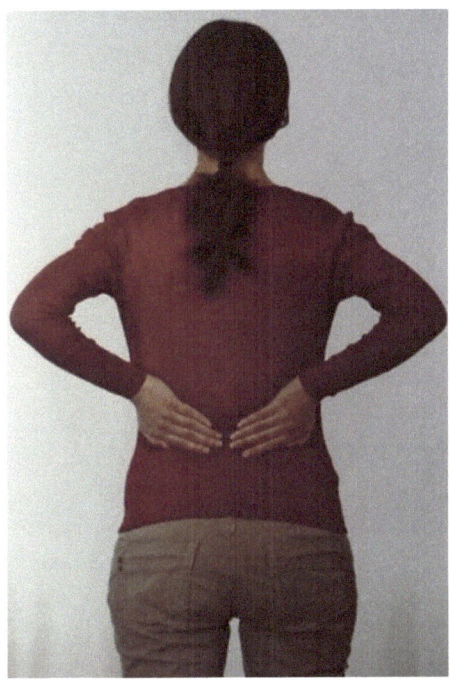

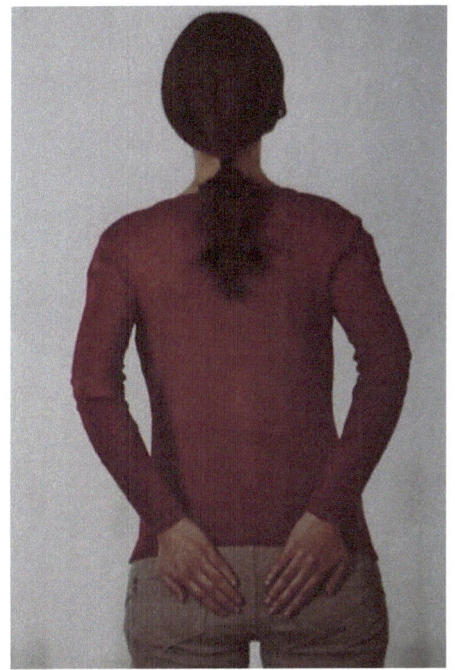

Grundposition 11. Lege deine Hände auf deine Nieren.

Grundposition 12. Lege deine Hände auf den unteren Hüftteil, mit den Fingerspitzen neben deinem Steißbein.

So, dies waren die offiziellen 12 Positionen, mit denen du deinen ganzen Körper mit Heil-Energie versorgen kannst, du erwischt damit alle Lebenswichtigen Drüsen und Organe!

Vollziehe JEDE Position mind. 3-5 Minuten!

Dann noch was, ich persönlich würde noch zwei Positionen dazu nehmen und schule dies auch dementsprechend.

Bei der 13. Position nehme ich die Knie dazu, wie ihr wisst, oder auch nicht, sind die Knie stellvertretend für das Ego, dies möchten wir ja ebenso schnell wie möglich verabschieden. ☐

Die 14. Position, die ich aber auch nach JEDER anderen Energiearbeit verwenden würde, sind die Füsse, vor allem NACH der Behandlung wichtig, um die Erdung wieder sicher zu verankern, dazu nehme beide Fusssohlen (oder der obere Teil der Füsse) in die Hände. Die Chakren liegen oben auf und sind gegen unten geöffnet! ☺

Solltest du nicht beide Füsse zusammen halten und einen um den anderen erden können, achte darauf, dass du beiden Füssen gleich viel Zeit widmest! Irgendwann fühlst du wann du «fertig» geerdet bist!

Ich empfehle dir, die Behandlung NICHT im Liegen zu vollziehen, spätestens nach ein paar Tagen wirst du nur noch zur zweiten Position gelangen und wirst eingeschlafen sein! ☺

WICHTIGER 2. TEIL DER PRAKTISCHEN ÜBUNGEN!

Erkennen der Rollen und der eigenen Persona!

• Nimm dir jeden Abend nebst der REIKI Ganzkörperbehandlung etwa 20 Minuten Zeit, um den Tag Revue passieren zu lassen. Erinnere dich an alle verschiedenen Situationen des Tages und notiere dir alles, was dir von Bedeutung erscheint. Dazu gehört alles Erfreuliche und alles Unangenehme.

• Führe dein Tagebuch mindestens 42 Tage

Mit Hilfe Deines Tagebuchs kannst du nun beginnen, dein Wesen und deine Beziehung zu analysieren. Dabei gilt es, die folgenden Fragen zu beantworten. Nimm dir auch hierfür lang genug Zeit und widme – wenn nötig – einer bestimmten Frage auch mehrere Tage.

So kannst du sicher gehen, verlässliche Informationen über dich und deine Umwelt heraus zu finden. Schaue dir nun die jeweiligen Situationen an, die du in deinem Tagebuch festgehalten hast und beantworte folgende Fragen:

• Wie habe ich mich verhalten?
• Was habe ich gesagt?
• War ich freundlich oder ungeduldig?
• Habe ich dem anderen zugehört?
• Habe ich verstanden, was mein gegenüber mir mitteilen wollte?
• Habe ich bei Unklarheiten nachgefragt?
• Habe ich mich um eine konstruktive Kommunikation bemüht?
• Haben echte Kommunikation und Austausch stattgefunden?
• Wie sehe ich diesen Menschen?
• Was erwarte ich von ihm?
• Was erwartet er von mir?
• Bin ich bereit diese Erwartungen zu erfüllen?
• Oder fühle ich mich hierbei in meiner persönlichen Entfaltung eingeengt?
• Kann es vielleicht sein, dass ich den anderen überfordere, dass ich ihn in seiner persönlichen Entfaltung einenge?
• Will ich vor allem Aufmerksamkeit und Anerkennung?
• Wann fühle ich mich von diesem Menschen anerkannt?
• Kann ich mich auf diesen Menschen einlassen, mich ihm öffnen?
• Warum ist mir an einem Austausch mit diesem Menschen gelegen?
• Was gebe ich diesem Menschen?
• Was bin ich in der Lage, ihm zu geben?

- Habe ich die Würde dieses Menschen verletzt?
- Bin ich ihm zu nahe getreten und habe seine Grenzen missachtet?
- Oder hat er meine Grenzen verletzt?
- Wenn ja, warum?
- Verhalte ich mich – oder auch der andere – völlig anders, wenn weitere Menschen anwesend sind?
- Wenn ja: Wie ist dieses Verhalten und warum ist dies so?
- Was sind meine positiven Eigenschaften, was meine negativen?
- Wie denken andere Menschen hierüber?

Versuche nun alle Beziehungen, die du zu anderen Menschen hast, unter diesen Aspekten zu beleuchten. Schreibe das Ergebnis deiner Untersuchung in deine Tagebücher. Widme jedem Menschen mindestens eine Seite.

Als Fazit versuche die Rollen, die ihr, sowohl du als auch der andere, in dieser Beziehung einnehmt, zu beschreiben.

- Ist die Rollenverteilung für beide zufriedenstellend?
- Ist die Beziehung konstruktiv und produktiv?
- Oder ist sie destruktiv und kraftraubend?

Sehr wichtig ist dabei die Frage, ob du dich innerhalb dieser Beziehung entfalten kannst oder ob du dich und deine Individualität und deine Bedürfnisse verstecken musst.

Am Ende deines Fazits notiere dir deine Wunschvorstellung, wie diese Beziehung aussehen sollte. Du steckst dir somit ein Ziel, welches du erreichen kannst.

Im nächsten Kapitel erhältst du dafür noch eine REIKI – Visualisierungsübung, die du unterstützend anwenden kannst, deine Beziehung, zu wem auch immer, erfüllend und in Liebe zu leben!

Beachte dabei immer vorrangig die Stimme in dir, die dir sagt, was du wirklich möchtest. Im Zweifelsfall ist dieser Stimme Vorzug zu geben!

REIKI REGELN – ORIGINAL & NEU

Die Lebensregeln wurden von Dr. Usui noch in der alten Energie verfasst, heisst er kannte sich entweder mit Affirmationen noch nicht aus, oder die japanische Schriftform hat seine Übersetzung nicht anders zugelassen, seine Lebensregeln werden in der kontraproduktiven Form übersetzt.

Auf seinem Grabstein stehen die Regeln, die Übersetzung 1:1 und eine schöne Deutung/Interpretation von Mark Hosak folgt.
Anschliessend die Originalübersetzung in die neue Zeit / Energie.

Übersetzung von Mark Hosak – Grabstein Inschrift von Dr. Usui

Nur heute - Kyô dake wa

今日だけは

ärgere dich nicht - ikaru na

怒るな

sorge dich nicht - shinpai suna

心配すな

sei dankbar - kansha shite

感謝して

kümmere dich um dein Karma - gô wo hageme

業を励め

sei nett zu den Menschen - hito ni shinsetsu ni 人に親切に

Und so einfach kann es sein:

Wenn ich heute nett zu den Menschen bin inklusive mir selber, und wenn ich dankbar bin für all die schönen Dinge im Leben, dann brauche ich mich um das Morgen nicht zu sorgen und morgen über das gestern nicht zu ärgern. Damit kümmere ich mich auf ganz natürliche Weise um ein Karma.

Mark Hosak

REIKI Regeln der neuen Zeit:

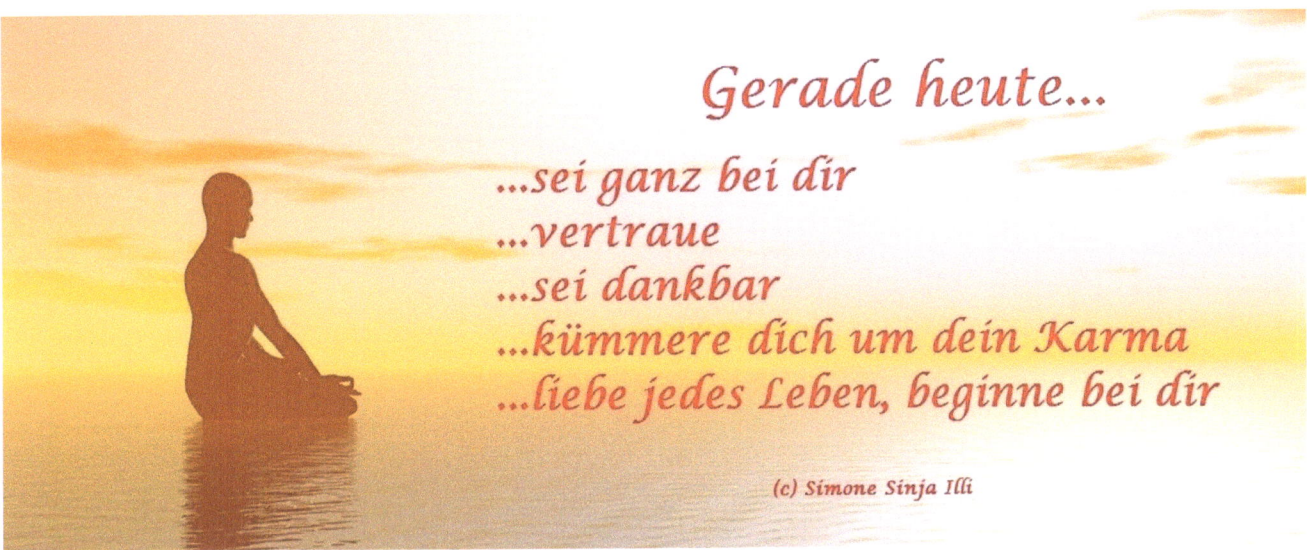

Gerade heute...

...sei ganz bei dir
...vertraue
...sei dankbar
...kümmere dich um dein Karma
...liebe jedes Leben, beginne bei dir

(c) Simone Sinja Illi

Ob diese Regeln so übernommen & verwendet werden, ist jedem selbst überlassen und sollten sich für den Lehrer stimmig anfühlen!

SITUATION & BEZIEHUNGSVERÄNDERUNG

PRAKTISCHE ÜBUNGEN

Übung 1 – Beziehungsveränderung

Lege deine Hände auf dein Herz-Chakra, spüre die Liebe in dir und wie es durch deine Hände fließt.

Richte dein Bewusstsein nun auf dein inneres Auge (Stirn-Chakra).

Visualisiere nun das Bild was du ändern möchtest, (eine Situation, im Zwischenmenschlichen – Du und eine Person).

Lege dieses Bild zwischen deine Hände über dein Herz-Chakra.

(Hast du das Bild von einer für dich schmerzhaften Situation visualisiert?)

Jetzt bitte den jeweiligen Menschen um Verzeihung und verzeihe dir selber auch an dieser Stelle. Es ist egal wer wen verletzt hat, verzeihen ist für beide Seiten ein sehr wichtiger Aspekt.

Gib nun Reiki auf das Bild, mindestens 10 Minuten.

Visualisiere und schaue, wie sich das Bild verändert zu der gewünschten Situation.

Gib diesen Wunsch / Ziel Bild nun nochmal 10 Minuten Reiki.

Puste das Bild aus deinen Händen oder übergebe es dem höheren Selbst.

Übung 1 beendet

Erlebe nun Freiheit, alte Muster und Strukturen brechen auf, Metakommunikation beginnt, altes wird losgelassen.
Setze dich bei den Übungen nicht unter Druck und wenn du bemerkst, dass Druck entsteht dann analysiere welche Rolle du hier warum einnimmst.

Übung 2 - Energie spüren

- Vollziehe Deine Einstimmungszeremonie.
- Atme nun langsam und rhythmisch ein und aus.
- Lenke deinen Atem mindestens für 20 Atemzüge in einen bestimmten Körperteil und versuche zu spüren, wie dieser Körperteil mit Energie aufgeladen wird.

- Beginne mit dem Kopf und ende bei den Füssen.
- Nun wiederholst Du den gleichen Vorgang und lenkst die Energie in deine sieben Haupt-Chakren.

- Beginne auch wieder beim Kopf, also mit dem Kronen-Chakra und ende mit dem Wurzel-Chakra.

- Beobachte dabei den Energiefluss.
- Nun wiederholst du die Chakren-Atmung.
- Jedoch hältst du bei jedem Chakra eine Hand darüber und visualisierst eine energetische Verbindung zwischen deiner Hand und dem jeweiligen Chakra.

- Lass nun Energie fließen.
- Du kannst das innerhalb deines Atemrhythmus vollziehen oder unabhängig davon.
- Wichtig ist, dass du spürst, wie sich die Energie anfühlt, die zwischen deinen Händen und deinem Chakra fließt.

- Das gleiche übst du mit deiner anderen Hand.
- Danach wechsele zum nächsten Chakra.
- Beende die Übung mit deinem Abschlussritual.

Übung 2 beendet

Auch hier erlebe nun Freiheit, alte Muster und Strukturen brechen auf, Metakommunikation beginnt, altes wird losgelassen.
Setze dich bei den Übungen nicht unter Druck und wenn Du bemerkst, dass Druck entsteht dann analysiere welche Rolle Du hier warum einnimmst.

Gehst du zum Beispiel auf die Messe oder zeigst du dich sonst öffentlich um REIKI vorzuführen?

Oder du möchtest einem anderen Menschen, oder auch dir, Reiki geben und du hast nicht genügend Zeit für eine Ganzbehandlung, so kannst du eine Schnellbehandlung durchführen! Diese erkläre ich dir nun:

REIKI – SCHNELLBEHANDLUNG

Der Empfänger setzt sich aufrecht hin, schließt die Augen und entspannt sich.
Du vollziehst deine Einstimmungszeremonie.

Nun legst du deine Hände auf folgende Positionen auf und lässt je drei bis fünf Minuten Reiki fließen:

beide Hände auf die Schultern

bei Hände auf das Kronen-Chakra

eine Hand auf die Stirn, die andere auf den Hinterkopf

eine Hand auf das Kehlkopf-Chakra, die andere auf den siebten Halswirbel (hervorstehend)

eine Hand auf das Herz-Chakra, die andere auf den Rücken
(in gleicher Höhe)

eine Hand auf das Solarplexus-Chakra, die andere auf den Rücken
(in gleicher Höhe)

eine Hand auf das Sexual-Chakra, die andere auf den Rücken
(in gleicher Höhe)

Du beendest die Sitzung mit deiner Abschlusszeremonie und gibst dem Empfänger ein Zeichen, dass er wieder in das Tagesbewusstsein zurückkehren kann.

NOTFALL – BEHANDLUNG

Abschließend möchte ich noch zwei Handpositionen angeben, die bei Unfällen oder bei Schockzuständen eine erste Besserung herbeiführen.

Zuerst legst du eine Hand auf das Solarplexus-Chakra, die andere Hand auf die Nieren (vorne und hinten)

Danach legst du beide Hände auf den äußeren Schulterrand.

Anschließend legst du beide Hände auf die Fuß-Chakren.

Du beendest die Sitzung mit deiner Abschlusszeremonie und gibst dem Empfänger (soweit möglich) ein Zeichen, dass er wieder in das Tagesbewusstsein zurückkehren kann.

CHAKRENAUSGLEICH

Chakrenausgleich – der siebenarmige Leuchter

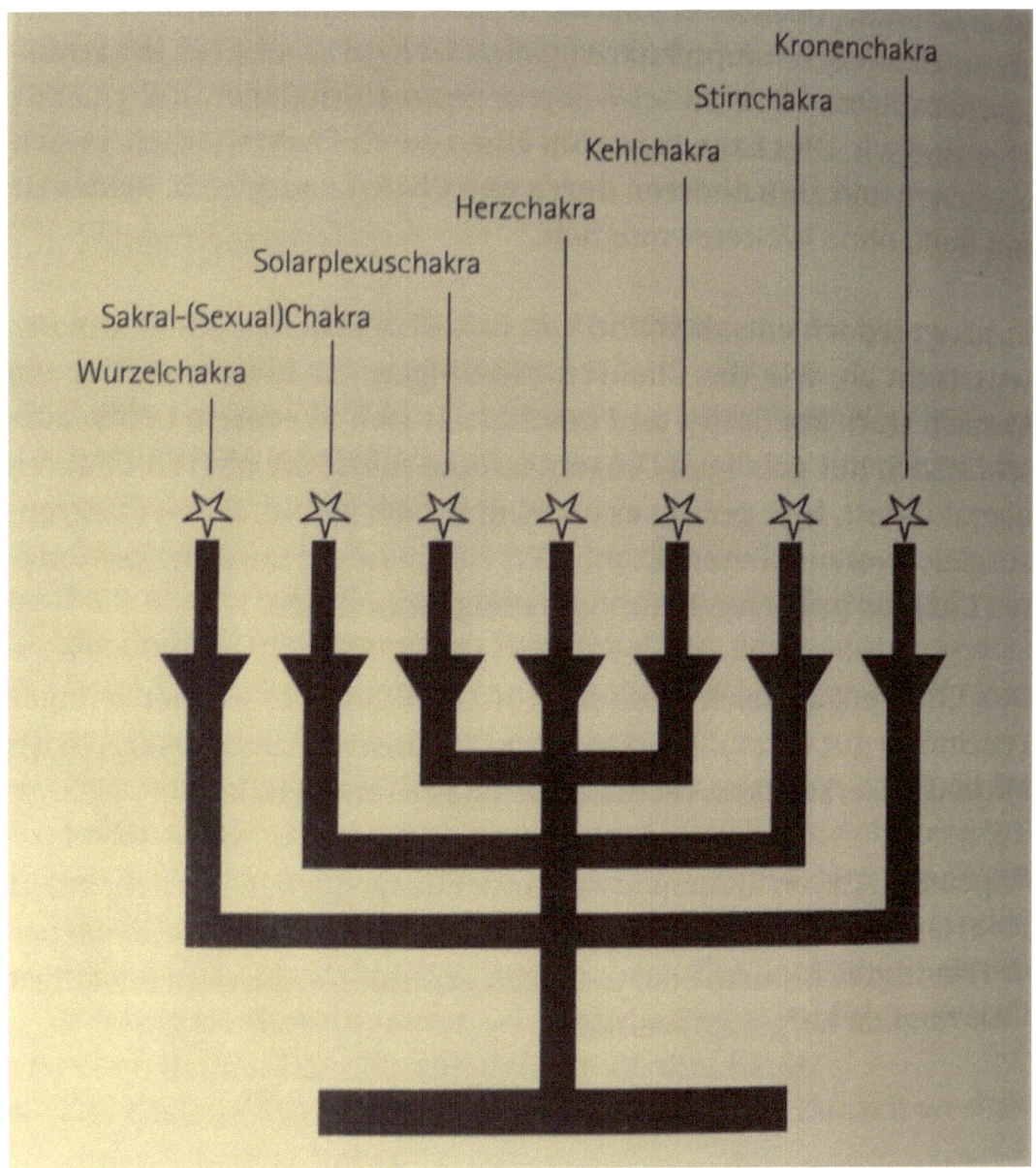

Der siebenarmige Leuchter:

1 Wurzel-Chakra mit Kronen-Chakra

2 Sakral-(Sexual) Chakra mit Stirn-Chakra

3 Solarplexus-Chakra mit Kehlkopf-Chakra

4 Auf das Herz-Chakra legen wir abschließend die Hände

Es gibt noch andere Methoden des Chakren-Ausgleichs.
Beispielsweise ist es möglich, den Chakren-Ausgleich nur mit den ersten sechs Chakren, also ohne Kronen-Chakra, vorzunehmen.

Dabei beginnt man mit dem Chakren Paar Stirn- und Wurzel-Chakra, legt dann die Hände auf Kehlkopf- und Sexual-Chakra und anschließend auf Herz- und Solarplexus-Chakra. Nun geht man in der gleichen Reihenfolge zurück, bis die Hände wieder auf Stirn- und Wurzel-Chakra angelangt sind.

Welche von beiden Methoden du wählst, bleibt dir überlassen. Experimentiere, bis du feststellst, welche Technik dir mehr zusagt.

Man kann von diesen starren Linien auch abweichen, wenn man feststellt, dass einige Chakren besondere Beachtung bedürfen.

Manchmal sind einige Chakren übermäßig aktiviert oder unteraktiviert. Dies zeigt sich dir in deiner momentanen Lebenssituation. Bist du noch nicht in der Lage, aufgrund deines Gespürs sicher festzustellen, welche Chakren besonders behandelt werden müssen, so kannst du dies aufgrund deiner Lebensumstände analysieren. Beantworte dir die Frage selber, welche Bereiche deines Lebens zu kurz kommen beziehungsweise welche Bereiche übermäßig Raum in deinem Alltag einnehmen.

Stellst zu beispielsweise fest, dass es dir grundsätzlich an Lebensfreude mangelt und du gleichzeitig Kommunikationsschwierigkeiten hast, so ist das ein Zeichen dafür, dass das Sexual-Chakra und das Kehlkopf-Chakra unteraktiviert sind. Gleichzeitig erkennst du auch, dass du sehr in deinen abstrakten Gedankenwelten lebst und darin teilweise gefangen bist, ohne deine Gedanken in die materielle Welt transformieren zu können.
Dies wiederum deutet auf ein überaktives Stirn-Chakra hin. Nun kannst du diesen drei Chakren beim Chakren-Ausgleich besondere Beachtung schenken.

Lege deine Hand auf das Stirn-Chakra, die andere auf dein Kehlkopf-Chakra.
Visualisiere, dass Energie vom Stirn- auf das Kehlkopf-Chakra übergeht. Nun legst du eine Hand auf das Sexual-Chakra, die andere verbleibt auf dem Stirn-Chakra. Auch hier visualisierst du den energetischen Ausgleich.

Dies war ein kleines Beispiel wie man den Chakren-Ausgleich variieren kann, je nach Lebenssituation. Durchleuchte deine momentanen Lebensumstände und versuche sie den Chakren zuzuordnen. Dabei erfühlst du für dich, ob ein Chakra über- oder unteraktiviert ist.

Je nach deinem Ergebnis, behandelst du die Chakren nach der vorgeschlagenen Methode.

**Den Chakrenausgleich empfehle ich NACH der Anwendung der Ganzkörperbehandlung.
Einfach aus dem Grund, dass die Ganzkörperbehandlung die 3 Wochen konsequent durchgezogen werden können und eine Entgiftung stattfinden kann!**

Da ich auch empfehle die Bearbeitung der eigenen Persona auch in dieser Zeit zu tätigen, weiss ich aus Erfahrung, dass dies genug ist für die erste Zeit!

Noch nicht alle Menschen sind soweit, die wenigsten, dass sie konsequent an etwas dranbleiben können, ohne sich sonst zu verausgaben oder das Selbstwertgefühl darunter leidet, wenn man nicht alles unter einen Hut kriegt!

Ich finde es super erstmal 3 Wochen konsequent die Ganzkörperbehandlung durchzuziehen und die Fragen über die Persona, täglich zu beantworten, mehr ist im ersten Monat nicht notwendig! Auch die Übungen würde ich auf später verschieben!

Ich biete meinen Klienten 3 Wochen kostenfreie Termine, wenn sie auf das REIKI bezogen sind, einfach um zu begleiten! REIKI ist prozessauslösend, ich finde dies sollte den Schüler dringend mit auf den Weg gegeben werden!

Hat man sich für die Einweihung entschieden, läuft der Prozess, ein Zurück ist nicht mehr möglich und es ist schön wenn der Schüler sich auch wirklich als Schüler fühlt und über die erste Zeit begleitet und eventuell geführt wird!

Nach 3 bis 4 Wochen nach der Einweihung, biete ich einen kostenfreien Termin, um zu besprechen wo man steht und wie es geklappt hat: So hat man einen leichten Schups, dranzubleiben und kann gegebenenfalls schauen, wieso es eventuell nicht geklappt hat!

Auch wird das dann das Abschlussgespräch und der Schüler wird in die Eigenverantwortung geschickt.

Hier zeigen sich auch bereits die ersten Themen die man bearbeiten könnte!

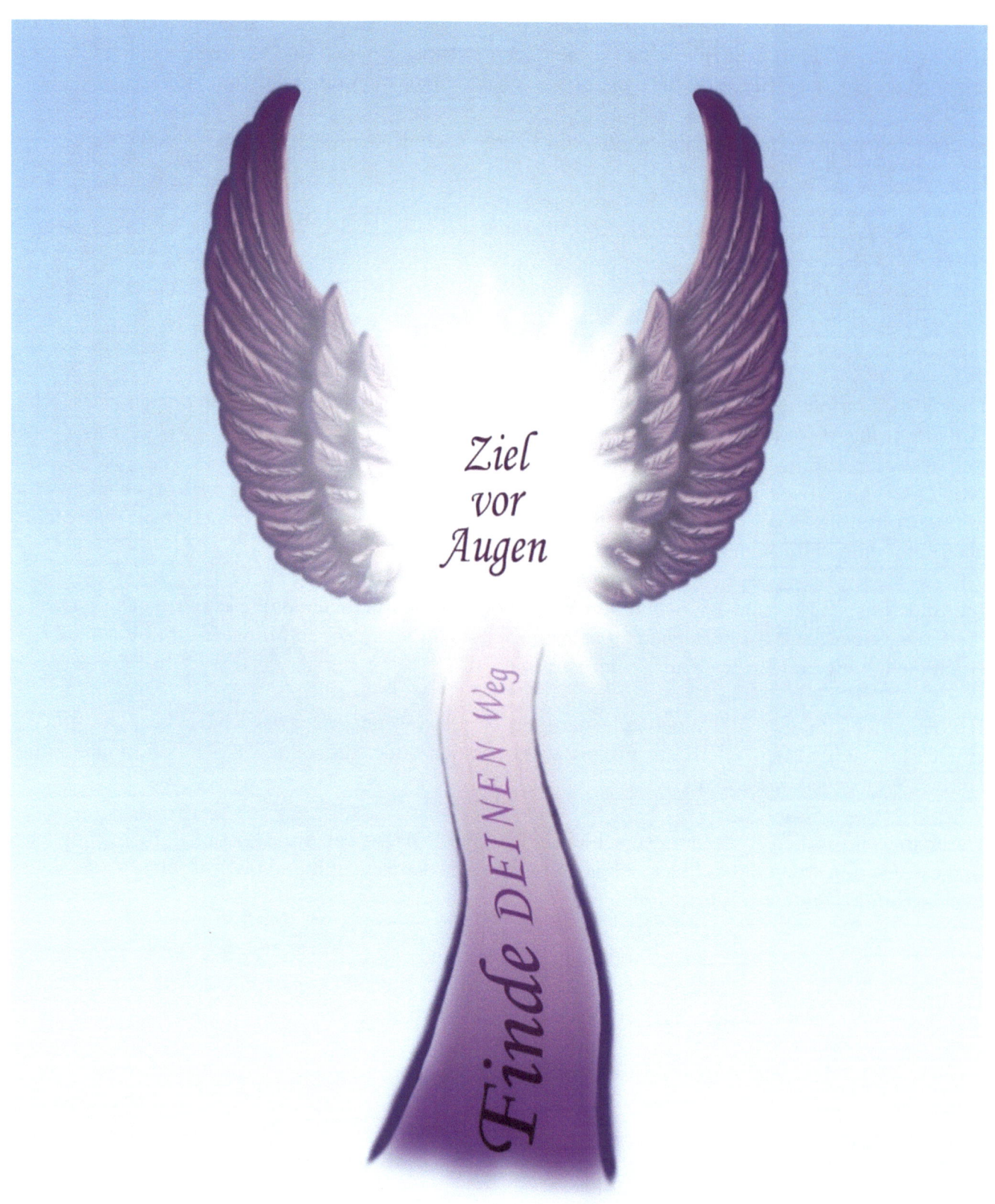

ÜBER DIE AUTORIN

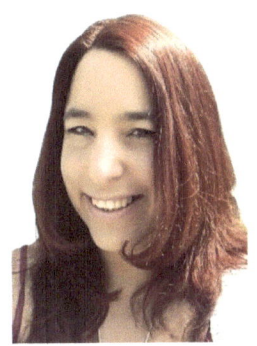

Simone Sinja Illi,

auch bekannt als Sinja Lady O'Nada, ist ein bekanntes, Schweizer Heil-Medium und eine Botschafterin der neuen Zeit.

Sie repräsentiert die neue Zeit, durch ihren Humor, durch ihre erfolgreichen Heilungen, ihrer Hellsicht und ihr umfassendes Verständnis für alles und jeden!

Sie hat verstanden wie die Welt und Gott "funktioniert" und unterstützt die Menschen, ihren Weg zu gehen oder diesen erst zu finden.

Sie lebt bereits das bedingungslose Vertrauen und die bedingungslose Liebe und strahlt eine Selbstverständlichkeit, Einfachheit und Klarheit aus, wodurch sie den Menschen das Gefühl gibt, verstanden und gehört zu werden.

Ausgewandert nach Zypern, gibt sie Urlaubsseminare vor Ort und arbeitet zusätzlich, international, per Skype! *Namaskar Heil-Institut für neues Bewusstsein* in Zypern findest du hier:

www.urlaub-seminar-zypern.eu

In Zusammenarbeit mit der geistigen Welt schreibt sie Bücher!

Ihre Klienten nennt sie ihre Seelenfamilie.

Nichts liegt ihr mehr am Herzen, als dass die Menschen sich selbst finden und erkennen, wie göttlich sie in Wirklichkeit sind.

Sie möchte die Menschen wissen lassen, dass die neue Zeit eingeläutet hat, heisst, eine Welt die von Liebe, Freude und Freiheit geprägt sein wird.

Durch ihre Hellsicht hat sie Einblicke in die Zukunft und erklärt, dass diese schwere Zeit, die die Welt zur Zeit durchläuft, notwendig ist, um die Erkenntnisse zu erlangen, damit eine Welt in Frieden, Freude und

Liebe erst möglich machen und gelebt werden kann.

Sie ist selbst den Weg der Erkenntnis und Selbstfindung gegangen bis in die höchste Ebene.

Dadurch, dass sie bereits erwacht auf die Welt kam, war die Kindheit und die nachfolgende Zeit eher schwierig für sie, doch Ihre Erfahrung ist heute ihr grösstes Geschenk und hat sie zu sich selbst zurück gebracht. Mit ihrem Wissen schult sie andere Menschen, um sich selbst und die eigenen Fähigkeiten zu finden und erfolgreich einzusetzen.

Auch arbeitet sie für bekannte Mediums, damit sie Ihre Fähigkeiten verstärken können und somit vermehrt wirken und einsetzen dürfen!

Sie bietet Ausbildungen der neuen Zeit an, Heiler Ausbildungen / Channeling Ausbildungen / Meditationslehrer der neuen Zeit / Indigo-Family Coach / Namaskar-Bewusstseinslehrer der neuen Zeit und viele mehr ☺.

Ihre internationale Website findest du hier:

www.bewusstseinsschule-der-neuen-zeit.ch

Sie gibt Seminare der Selbstfindung und schreibt Bücher die dich tief in deinem Erwachen (weiter) führen, stets in Begleitung, Führung und in Zusammenarbeit mit der geistigen Welt.

LINKS & IMPRESSUM

Facebook-Seiten:

BESTSELLER BUCH:

Zurück ins Licht – Wegweiser ins Erwachen (Mein Buch)

https://www.facebook.com/Zurueck.ins.Licht.Wegweiser

(überall im Handel auch Amazon)

Persönliches Facebook:
https://www.facebook.com/BestsellerAutorinSeminarleiterinMentorin

IFNB Namaskar Institut Ltd.

https://www.facebook.com/Namaskar.Institut/

Autorenseite Simone Sinja Illi

https://www.facebook.com/BestsellerAutorin/

Mein Weg zur Lichtnahrung – Doku/Tagebuch

https://www.facebook.com/LichtnahrungDoku/

Bestseller Buch: Zurück ins Licht - Wegweiser in Dein Erwachen:
https://www.facebook.com/BestsellerBuch/

Namaskar – Verlag

https://www.facebook.com/NamaskarVerlag/

Facebook-Gruppen:

Dein Erwachen - Im Auftrag der Liebe

https://www.facebook.com/groups/im.auftrag.der.liebe/

Alles was Dein Herz bedrückt - Gemeinsam statt einsam.

(Kostenfreie, professionelle, psychologische / spirituelle Unterstützung)

https://www.facebook.com/groups/SeelsorgeKostenfrei/

Love Meditation for Gaia - The rise in the Awakening

https://www.facebook.com/groups/Weltmeditation/

Twitter:

www.twitter.com/ZielVorAugen

YouTube Kanal:

Namaskar Institut – Simone Illi

https://www.youtube.com/channel/UCggUGwLfb7aBZUh-AS9K1jQ

- Geführte, gechannelte Meditationen

- Kostenfreier LIVE Stream für spirituelle & persönliche Fragen

- Tipps & Anregungen für das alltägliche Leben

- Vorlesungen

- Spirituelle Online Ausbildungen

- Vegetarische & vegane Rezepte

- Alternative / Vegane / Organische Salben und Heilmittel zum selber herstellen

- Privates / Persönliches

- VLOG

…und vieles mehr!

☺

Impressum und Kontakt:

Bestseller Autorin & Gründerin

Simone Illi

IFNB Namaskar Institut Ltd.

00357 95 11 34 33

info@namaskar-institut.com

Institut & Verlag Website:

www.namaskar-institut.com

Website für Online Seminare zur Selbstfindung:

www.selbstfindung-seminare.com

Persönliche Webseit

www.erwachen.love

Autoren Website:

www.simone-illi.com

Schweizer Verlagsvertretung, Management und Buchhaltung:

Daniela Aguiari - Teilinhaberin

buchhaltung@namaskar-institut.com

Management@namaskar-institut.com

39